Docteur V. CHARMETTES

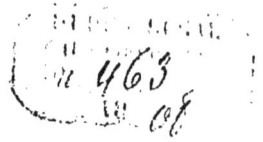

NOTES

SUR

Trois Épidémies de Rougeole

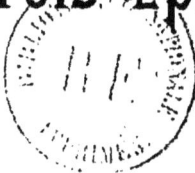

A LA

CLINIQUE INFANTILE DE TOULOUSE

—>◦<—

TOULOUSE

CH. DIRION, LIBRAIRE-ÉDITEUR

22, RUE DE METZ ET RUE DES MARCHANDS, 33

—

1908

Docteur V. CHARMETTES

NOTES

sur

Trois Épidémies de Rougeole

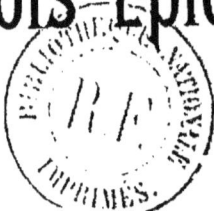

A LA

CLINIQUE INFANTILE DE TOULOUSE

———※◆※———

TOULOUSE

CH. DIRION, LIBRAIRE-ÉDITEUR

22, RUE DE METZ ET RUE DES MARCHANDS, 33

—

1908

A MA MÈRE

———

A MON PÈRE

———

A MES PARENTS

———

A MES AMIS

MONSIEUR LE PROFESSEUR BÉZY

INTRODUCTION

La Clinique infantile de l'Hôtel-Dieu de Toulouse vit, à trois reprises différentes, en 1893,
1896 et enfin au début de la présente année,
éclater dans ses salles une épidémie de rougeole,
et chaque fois on eut à déplorer la perte de un ou
plusieurs des petits malades hospitalisés.

Il ne faut pas croire, en effet, comme on le
pense généralement dans le public et comme
beaucoup de médecins eux-mêmes le considèrent,
que la rougeole soit une maladie essentiellement
bénigne. Elle est, au contraire, redoutable par
ses complications, surtout du côté de l'appareil
respiratoire, et très grave aussi dans les services
hospitaliers où elle frappe des individus atteints
déjà d'affections antérieures, par conséquent en
état de moindre résistance.

2

L'épidémie de l'hôpital Necker est, à cet égard, concluante, puisque, d'après Trousseau, sur 100 cas il y eut 90 décès !

Sans doute, ces chiffres sont exceptionnels, mais il n'est pas rare de recueillir des moyennes de 40 p. 100.

A l'hospice des enfants assistés de Paris, Oyon a relevé, dans une période de six années, de 1867 à 1872, 1,256 cas de rougeole avec 612 décès, c'est-à-dire une mortalité de 48,72 p. 100. En 1878, on compte 87 décès pour 204 cas, soit 42,64 p. 100 (Parrot). De 1882 à 1885, 1,268 cas, dont 538 eurent une terminaison fatale. A l'hôpital Trousseau, à Paris, de 1890 à 1894, malgré l'isolement dans un pavillon spécial, on observe 2,248 cas avec 630 décès (Grancher).

Ces quelques chiffres montrent bien la gravité de la rougeole dans certaines épidémies et combien il serait à souhaiter que ces épidémies fussent évitées.

Aussi, nous a-t-il paru qu'il serait intéressant d'étudier les trois épidémies survenues à l'Hôtel-Dieu de Toulouse et d'essayer d'en tirer quelques déductions relatives à la prophylaxie de la rougeole dans les hôpitaux.

Notre travail comprendra trois parties :

1° Dans une première partie, nous étudierons le mode de propagation de la rougeole et l'état de nos connaissances actuelles à ce sujet. Cet exposé nous permettra de mieux comprendre comment s'est faite la contagion dans les trois épidémies de 1893, 1896 et 1908.

2° Dans la deuxième partie, nous décrirons ces épidémies et leur origine.

3° La troisième partie recherchera les moyens de prophylaxie que l'on peut en déduire.

Enfin, nous concluerons.

Nous ne saurions cependant aborder notre sujet sans remercier tout d'abord M. le Professeur Bézy d'avoir bien voulu accepter la présidence de notre thèse. Nous avons su, dans notre passage à la Clinique infantile, apprécier son enseignement clair et précis en même temps que sa vive sollicitude.

Nous devons aussi un témoignage de reconnaissance à M. le Professeur Mossé, qui nous montra toujours une bienveillance toute particulière.

M. le Professeur Audry, qui nous initia aux maladies vénériennes et cutanées, a également droit à toute notre gratitude.

Enfin, nous remercions notre ami, M. le Docteur Boyreau, qui a bien voulu nous aider de ses conseils dans l'accomplissement de notre travail.

CHAPITRE PREMIER

Du Mode de Contagion de la Rougeole.

Comment se propage la rougeole ?

Bien des opinions ont été admises, et nous allons brièvement résumer ce qui a été acquis jusqu'à aujourd'hui. Les voies sont nombreuses que prend le germe morbilleux pour se propager d'un individu à l'autre. On en connaît quatre, très variables dans leur importance :

1° La contagion intra-utérine;
2° — par l'air;
3° — directe;
4° — indirecte.

1° *Contagion intra-utérine.* — Nous ne ferons que la signaler en passant. En effet, malgré certains faits cités par Goutier, Guersant, Lefour, Blache, ce mode de contagion soulève encore de nombreuses objections de la part de divers auteurs, tels que MM. Lepage et Ribemont-Dessaigne. La question est loin d'être tranchée, les cas de ce genre se présentant rarement.

2° *Contagion par l'air.* — Cette question du mode de transmission par l'air n'a pas été également admise par tout le monde et a donné lieu à de nombreuses controverses.

Autrefois, c'était, pensait-on, le plus important moyen de propagation. Mais, déjà, Panum s'élevait, dès 1846, contre cette croyance. Les faits signalés par Lancereaux, lors de l'épidémie qui sévit à Angers en septembre 1878, viennent à l'appui des observations de Panum : « Un pensionnat et un pénitencier qui se trouvaient au milieu d'un foyer épidémique furent totalement préservés de la maladie. »

Béclère, dans son importante thèse de 1882, croit que si l'agent contagieux est susceptible d'envahir le voisinage immédiat du malade, du moins, son transport à distance par l'air est impossible. Plus récemment, Sevestre est venu confirmer cette manière de voir.

Mais ne peut-il pas y avoir contagion à faible

distance, d'un lit à l'autre, placé à côté, par exemple ?

On n'a pas oublié certainement le débat qui surgit, à ce sujet, entre MM. Sevestre et Grancher.

Pour le premier, chaque rougeoleux serait entouré d'une zone de quelques mètres seulement, dangereuse pour les personnes qui s'y trouvent. Le germe morbilleux se trouverait, dans cette zone, expulsé par les secousses de toux avec l'air expiré. M. Sevestre admet, toutefois, que, par exception, des malades placés dans une même salle, mais beaucoup plus loin, peuvent être frappés.

M. Grancher s'empara de cet aveu et prétendit, à juste titre, que si certains étaient atteints à une distance d'une dizaine de mètres dans une salle d'hôpital, il n'y avait aucune raison pour que les autres malades fussent préservés. « Il faudrait, dit-il, admettre une sélection bien bizarre ou un courant d'air bien capricieux. »

M. Grancher, tout en ne niant pas d'une façon formelle la transmission atmosphérique, pense que c'est l'exception et que les autres modes de contagion sont les plus fréquents.

3° *Contagion directe.* — Toujours, depuis Panum, dont le nom revient à chaque pas dans l'histoire de la contagion de la rougeole, la contagion médiate ne fait plus de doute pour personne.

Dans l'épidémie des îles Féroé, il considéra la transmission d'homme à homme comme le moyen le plus fréquent de l'extension de l'épidémie. Girard, de Marseille, rapporte 108 cas de contagion directe. « Je pus, dit-il, dans cette épidémie, réunir 108 cas, tous observés avec soin et en recherchant la filiation de chaque fait. Tous mes malades ont eu un contact plus ou moins prolongé avec un malade atteint de rougeole ou l'ayant eue le lendemain du contact. »

Comme on le voit, les cas sont très nombreux qui confirment ce mode de contagion ; mais il faut remarquer que c'est surtout en ville qu'on l'observe le plus fréquemment. Il est évident que dans une famille où plusieurs enfants jouent ensemble, ils prendront, l'un de l'autre, le germe morbilleux. Mais, à l'hôpital, il n'en est pas ainsi, et c'est le plus souvent par voie indirecte que se propage l'épidémie.

4° *Contagion indirecte.* — M. Grancher met au premier plan ce mode de contagion autrefois considérée comme très rare.

Tantôt ce sont les objets, tantôt les personnes qui servent d'intermédiaire. Voici quelques observations probantes :

OBSERVATION I

Contagion par un objet.

(GRANCHER)

Le 15 avril 1889, Joseph L...., venant de la consultation, monte avec ses parents à la salle Bouchut.
Les parents du petit malade, qui attendaient leur
tour d'interrogatoire, déposèrent sur le lit n° 11 une
couverture qui enveloppait leur enfant ; ils ont été
vus en outre jouant avec les enfants couchés aux
n°ˢ 13 et 14. Or, du 30 avril au 2 mai, ces trois enfants étaient en éruption de rougeole. Quant à L....,
suspecté dès son entrée, il fut placé dans un box à
l'autre extrémité de la salle. Cependant, aucun de ses
voisins immédiats ne fut contaminé, bien qu'ils n'eus-
sent pas eu de rougeole antérieure.

OBSERVATION II

Contagion par une tierce personne bien portante.

(KESSLER)

Un homme, venant d'un village où règne la rougeole et ayant lui-même des enfants malades de la

rougeole, vient rendre visite à un ami dans une localité voisine. Pendant que les deux hommes causent, un enfant de la maison âgé de neuf mois reste dans la chambre. Il est pris quelques jours après d'une rougeole très grave (Berlin, Klin. Woch., 1886).

OBSERVATION III

Contagion par tierce personne.

(JOEL, de Lausanne)

Au printemps de 1883, une grave épidémie de rougeole sévissait dans la banlieue, au nord de la ville; plusieurs décès de petits enfants inquiétaient la population. C'était l'époque de mon entrée en fonctions. Je me hâtai de faire une enquête sur les origines de la maladie, et voici ce que je pus constater : Presque au centre de la zone infectée se trouve un établissement de discipline pour les enfants vicieux, dans lequel était venu, de Genève, un gamin en incubation de rougeole. De là, quelques cas dans la maison. Puis, le boulanger et le facteur de la poste apportèrent, de la discipline, la maladie à leurs enfants, sans avoir été en communication directe avec les malades; enfin, le principal vecteur de l'épidémie fut le facteur de la poste, qui semblait apporter, dans chaque maison, la rougeole avec sa correspondance.

OBSERVATION IV

Contagion par les parents.

(Le Sourd)

Hydrocéphalie. Rougeole contractée le trente et unième jour de l'entrée à l'hôpital.

Maury (Fernand), vingt et un mois, entre le 1er février, salle Bouchut, lit n° 14, pour hydrocéphalie. Cet enfant n'ayant pas eu la rougeole est mis en box.

Le 5 mars, il présente une éruption rubéolique. L'enquête démontre que quatorze jours auparavant, il a reçu la visite de sa mère qui avait chez elle un enfant ayant la rougeole.

OBSERVATION V

Contagion par tierce personne.

(Le Sourd)

Epilepsie. Rougeole contractée le quarante et unième jour de l'entrée. Transmission à deux enfants.

Seitze (Victor), six ans et demi, entre le 12 décembre 1898, salle Bouchut, lit n° 23, pour des crises d'épilepsie. Le 23 janvier 1899 se montre une éruption de rougeole. Or, il n'y avait pas eu de rougeole

dans la salle depuis le 9 décembre. On est donc
obligé d'admettre une importation par tierce personne.

Deux autres enfants couchés aux lits n° 1 et n° 3 ont
été contagionnés par le précédent.

OBSERVATION VI

Contagion par les parents.

(JOEL, de Lausanne)

Au mois de décembre 1885, une fillette prenait la
rougeole dans une salle d'hôpital d'enfants que je di-
rige. Cherchant les origines, je trouvai que le père de
cette enfant lui avait fait visite ayant chez lui deux
autres enfants affectés de rougeole. Je ne pus douter
qu'il ne fût le vecteur de l'épidémie, et, malgré toutes
mes précautions d'isolement, huit autres enfants pre·
naient la rougeole dans le courant du mois (*Semaine
médicale*, 24 mai 1885).

On pourrait multiplier ces exemples, comme le
dit Joël (de Lausaune), et l'on n'a qu'à choisir
parmi la multitude des faits de ce genre. Cependant, un point sur lequel on n'a pas assez insisté
et qui, comme nous le verrons plus loin, a une
importance considérable, est le transport dans les
salles hospitalières du germe morbilleux par les
parents des malades eux·mêmes. On trouve rare·

ment dans les auteurs la relation de cas semblables qui sont sans doute passés inaperçus. Il n'en
est pas moins vrai, que ce fut là l'origine de deux
sur trois des épidémies de la Clinique infantile de
l'Hôtel-Dieu de Toulouse, épidémies que nous
allons étudier en détail dans les chapitres qui
vont suivre.

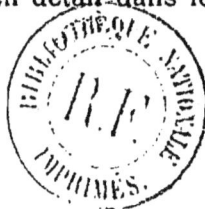

DEUXIÈME PARTIE

Relation de trois épidémies de rougeole survenues à la Clinique infantile de l'Hôtel-Dieu de Toulouse.

I. — L'EPIDÉMIE DE 1893

Le point de départ de l'épidémie fut un jeune enfant qui se présenta à la consultation pour vives douleurs dans les membres inférieurs, et se trouvait en incubation de rougeole.

Voici son observation détaillée :

OBSERVATION I

(Bézy et Béziat)

Albert C..., huit ans.

Entré le 17 février 1893.

Antécédents héréditaires. — Le père et la mère sont bien portants.

Antécédents personnels. — Calcul urinaire quinze jours environ avant son entrée.

État actuel. — L'enfant déclare ressentir de vives douleurs dans toutes les articulations du membre inférieur du côté droit.

Le samedi 18, les douleurs de la hanche et du cou-de-pied ont disparu. Le genou est à peine douloureux. Seulement sur le corps du fémur, et à côté de l'épiphyse inférieure de l'os existent encore deux points douloureux.

De plus, l'enfant a une petite toux sèche, mais, à l'auscultation, on ne trouve absolument rien.

Pour ne pas faire apparaître une éruption médicamenteuse que l'on aurait pu confondre avec celles dues aux fièvres éruptives, on évite de lui donner de l'antipyrine, et, par mesure de précaution, on le place derrière le paravent de Grancher.

On donne de l'aconit.

Le dimanche 19, la toux persiste, et un observe à
la face et au cou, du côté gauche, une éruption discrète. Immédiatement, l'enfant est évacué aux contagieux.

Le 20, éruption aux mêmes points que la veille.
A l'examen de la gorge, on note de l'énanthème sur
les côtés de la luette. On porte alors le diagnostic de
rougeole. L'œil gauche est injecté. Les points douloureux du fémur ont complètement disparu.

Le mardi 21, l'éruption est généralisée à tout le
corps et confluente.

Le mercredi 22, énanthème sur tout le voile du
palais. En même temps, l'enfant est pris de diarrhée
et de vomissements. Il tousse toujours, toux qui
provient du larynx puisque l'auscultation est négative.

Le jeudi 23, amélioration, et le lendemain le petit
malade entre en convalescence.

La semaine après, les douleurs dans le membre
inférieur droit ont de nouveau reparu. Il en existe
même dans la jambe gauche.

Sur la demande de la famille, le malade sort, mais
incomplètement guéri.

Le 14 juillet 1893, nous apprenons que cet enfant
est entré en chirurgie (salle Saint-Lazare, service du
Docteur Chalot) pour une coxalgie.

Aussitôt après le transfert de l'enfant aux
contagieux, on fit des pulvérisations d'acide phé-
nique aux deux endroits de la salle qu'il avait
occupés ; nous disons aux deux endroits, car on

avait été obligé de le changer de place pour qu'il
ne soit pas exposé aux courants d'air, étant trop
près de la porte.

Enfin, la literie fut passée à l'étuve.

Malgré ces précautions, tous les petits malades de la salle Saint-Paul (garçons) furent successivement frappés.

En voici les observations :

OBSERVATION II

(Bézy et Béziat)

Honoré B..., âgé de quatorze mois.

Entré à l'hôpital au mois de janvier 1893 pour une
névrite périphérique. Le 27 février, il présente une
éruption de rougeole. Son lit était voisin de celui
du jeune Albert C... Aussi est-il le premier conta-
gionné.

Le 10 avril 1893, il sort guéri.

OBSERVATION III

(Bézy et Béziat)

Alexandre S.-J..., âgé de trois ans.

Entré à l'Hôtel-Dieu, le 27 février 1893, pour entérite.

Le 1er mars, il présente une éruption de rougeole ;

il est immédiatement évacué aux contagieux et sort guéri de sa rougeole, quelque temps après.

OBSERVATION IV

(Bézy et Béziat)

Jean B..., huit mois.

Entré à l'hôpital, le 28 février 1893, pour paralysie des membres inférieurs due à la compression de la moelle (mal de Pott).

Le 3 mars, l'enfant est pris de sueurs abondantes qui produisent une éruption miliaire sur la poitrine.

Le même jour, on constate des symptômes de bron-cho-pneumonie. Comme tous les enfants qui entrent dans le service, on lui lave plusieurs fois par jour, la bouche et le nez avec une solution antiseptique :

> Créosote................ 2 grammes.
> Rhum ⎫
> Glycérine ⎭ aa........... 60 —

Le 7 mars, éruption non localisée. La température monte à 40° et 41°. Le 12 mars, il succombe. A l'autopsie, broncho-pneumonie aux deux bases et abcès.

OBSERVATION V

(Bézy et Béziat)

Henri B..., âgé de quatre ans et demi.

Entré à l'hôpital, le 23 février 1893, pour entérite.

A l'examen du ventre, le foie, qui semble gros, est seulement descendu et dur.

Le 12 mars, il est atteint d'érysipèle à la face. Application de compresses d'eau boriquée. Lavages répétés de la bouche et du nez avec une solution d'acide licylique. En dépit de ces précautions, le 17 mars, l'enfant tousse et l'auscultation permet de découvrir du souffle de broncho-pneumonie du côté droit. On constate également quelques foyers de broncho-pneumonie du côté gauche.

Le 21 mars, apparition d'une nouvelle éruption caractéristique de la roûgeole dont il est à peu près guéri le 28 mars.

OBSERVATION VI

Paul O..., âgé de un an. Entré à l'Hôtel-Dieu, à la fois pour impétigo et entérite. Sous l'influence d'une médication appropriée, les croûtes d'impétigo disparaissent et la diarrhée diminue.

Le 27 mars, l'enfant devient triste, et a la fièvre.

Il nous présente certains symptômes manifestes du côté de l'appareil respiratoire et de l'appareil digestif :

1° Coryza, toux sèche photophobie, larmoiement.

2° Anorexie, vomissements, abondance plus grande de la diarrhée.

Le 30, quelques taches rosées apparaissent à la figure. Elles sont saillantes et disparaissent sous la pression. L'enfant est immédiatement évacué au service des contagieux.

Le 31, l'éruption gagne les membres supérieurs, et le lendemain, 1er avril, les membres inférieurs sont atteints à leur tour.

La diarrhée a disparu, la toux est rare.

L'enfant entre ensuite en convalescence; l'éruption prend la teinte cuivrée et disparaît rapidement.

Le 12 mars, l'enfant sort complètement guéri de sa rougeole, mais non de son impétigo et de son entérite à laquelle il succombera plus tard dans le service.

L'épidémie ne se contenta pas de sévir dans la salle des garçons; mais celle des filles, séparée seulement par une grande porte constamment ouverte, fut également atteinte. Cependant, chose curieuse, une seule des petites malades fut frappée. En voici l'observation résumée :

OBSERVATION VII

(Bézy et Béziat)

Joséphine P..., deux ans.

Le 1er mars 1893, elle entre à l'hôpital pour paralysie infantile.

Le 19, elle présente une éruption de rougeole avec bronchite.

Elle est traitée comme les autres par des lavages antiseptiques de la bouche et du nez.

Elle sort incomplètement guérie, le 7 avril 1893, sur la responsabilité de sa mère.

M. le Professeur Bézy, frappé de ce fait, qu'une seule des malades de la salle Sainte-Philomène fût atteinte, voulut en rechercher les causes, et voici les conjectures qu'il fit à ce sujet après enquête :

« Pour le service des enfants des deux salles, il n'y a qu'une seule bonne ; on vient de voir que Joséphine P... était âgée de deux ans seulement et atteinte de paralysie infantile. La bonne était par conséquent obligée de lui donner tous ses soins et de la prendre souvent sur ses genoux. Les autres filles, plus âgées, n'avaient pas besoin de son secours.

Mais la même bonne, qui soignait Joséphine P..., allait également derrière le paravent de Grancher donner ses soins à Albert C... C'est donc la bonne qui doit avoir transmis à Joséphine P... les germes de la maladie...

L'épidémie durait déjà depuis deux mois. Pour la faire cesser, il a fallu faire évacuer les salles et les désinfecter. »

De ces différentes observations, il résulte que le jeune Albert C..., arrivé en incubation de rougeole, a apporté de l'extérieur le germe de l'épidémie, et que cette dernière s'est propagée par une tierce personne saine.

L'observation de Joséphine P... est là pour

venir à l'appui de cette hypothèse. En effet, nous venons de voir que c'est la bonne qui a été l'intermédiaire entre elle et Albert C...; de plus, comme la communication entre les salles Saint-Paul et Sainte-Philomène se fait, comme nous l'avons déjà dit, par une grande porte constamment ouverte, les garçons et les filles respiraient certainement le même air, et l'on peut en tirer cette conclusion « que les germes de la rougeole ne peuvent pas être transportés très loin par l'air. » (Bézy et Béziat).

En résumé, il y eut en tout sept cas : six garçons, c'est-à-dire tous ceux de la salle Saint-Paul et une seule fille. Sur ces sept cas, trois présentèrent des complications plus ou moins graves, trois suivirent une marche normale et un se termina par la mort, c'est-à-dire une mortalité de 14,28 p. 100.

II. — L'Epidémie de 1896

Trois ans après, en décembre 1896, éclatait dans les salles de la Clinique une nouvelle épidémie.

Ici, le germe de la maladie fut apporté, comme nous le démontrerons plus loin, par une tierce personne saine venue du dehors : Ce furent les parents eux-mêmes d'une petite malade hospitalisée dans le service qui furent les vecteurs de l'épidémie.

Voici les observations que nous avons pu recueillir :

OBSERVATION I

Rosalie D..., quatre ans.

Enfant soignée depuis un an dans la salle Sainte-Philomène, pour rachitisme.

Le 12 et le 13 décembre, petite toux sèche.

Le 14 décembre, à la visite, on s'aperçoit que l'enfant présente une éruption composée de petites taches rouges répandues sur le visage, plus disséminées sur le front et les joues, mais confluentes principalement au niveau des lèvres et du menton. Il y a aussi de nombreuses macules sur le tronc et les membres. Ces taches disparaissent par la pression. Pas d'énanthème dans la bouche. Les yeux sont rouges, les paupières injectées. On observe du catarrhe oculonasal, et la température monte à 39°9.

Bien qu'aucun autre petit malade des salles n'ait encore présenté des phénomènes semblables, on porte le diagnostic évident de rougeole, et l'enfant est transféré aux contagieux.

Le lit et les abords du lit sont désinfectés au

sublimé. Des fumigations de créosote ont faites dans les salles.

15 décembre. — Température, 38°5 ; pouls, 128.

La nuit a été très agitée. Les paupières et les yeux sont dans le même état. A l'auscultation, on perçoit quelques râles muqueux disséminés dans les poumons. Vomissements.

Sur le tronc et sur les membres, les macules ont augmenté. Pas d'énanthème buccal.

Traitement : Désinfection du nez et de la bouche avec de l'eau salicylée à 1/1000°. Fumigations créoso-tées dans la chambre. Potion au sirop de Tolu et à la terpine, qui est mal supportée.

16 décembre. — L'éruption de la face a à peu près disparu. Celle du tronc a diminué. Cependant, on remarque encore de nombreuses taches sur les membres. Le catarrhe nasal persiste.

Sur les gencives, on aperçoit des taches érythé-mato-pultacées de couleur blanchâtre.

Constipation.

Vulvite qui n'existait pas quand la malade était dans la salle.

L'auscultation des poumons ne donne plus rien.

Traitement : Lavages de la vulve avec de l'eau salicylée ; badigeonnages du nez avec de la vaseline boriquée ; potion au sirop de Tolu.

17 décembre. — La température n'est que de 36° ; langue sale ; légère constipation ; huile de ricin.

Le soir, la température s'élève subitement à 39°6. Cette élévation brusque s'explique deux jours après.

18 décembre. — La température, le matin, n'est

plus que de 36·4. L'auscultation est toujours négative.

19 décembre. — On note sur la face interne de la
lèvre inférieure la présence de petites vésicules aph-
teuses ombiliquées au centre avec liseré rouge sur
les bords. On a ainsi l'explication de l'hyperthermie
du 17 décembre.

Il persiste encore un peu de vulvite.

20 décembre. — L'enfant est à peu près guérie de
sa rougeole.

OBSERVATION II

Marius D..., six ans.

En traitement dans la salle Saint-Paul depuis le
6 mars 1896 pour convulsions.

Le 26 décembre, abattement, toux, diarrhée, anorexie. Température, 39°.

Le 27 décembre, éruption sur le visage et sur le
corps de macules s'effaçant à la pression. Pointillé
rouge sur les amygdales.

Le 29, l'éruption pâlit sur le corps, mais persiste
encore sur les joues.

Le 1er janvier, l'éruption a disparu.

L'enfant est repris par sa famille le 23 janvier, et
meurt quelques jours après.

OBSERVATION III

Fernand B..., un an et demi.

Soigné dans le service pour dyspepsie, depuis le 10 août 1895.

Le 28 décembre 1896, il présente de l'abattement.

Le 29, le malade tousse.

Le 1ᵉʳ janvier, la toux persiste. L'auscultation fait entendre quelques râles épars dans le poumon.

Le 2 janvier, éruption sur le visage. Le catarrhe oculo-nasal apparait également.

Le 3 janvier, l'éruption envahit le corps et les membres.

Le 4 janvier, l'éruption n'a pas diminué.

Le 5 janvier, même état.

Le 6, l'éruption a pâli, mais la toux persiste.

Le 8, disparition totale de l'éruption, mais l'état général reste mauvais.

OBSERVATION IV

Jeanne M..., huit mois.

Le 27 décembre 1896, elle présente, sur la figure, une éruption peu marquée, plus accentuée au contraire sur le corps. De plus, elle est abattue et tousse fréquemment.

Le 28 décembre, l'éruption a disparu.

Le 1ᵉʳ janvier, l'enfant tousse encore et a des vomissements qui persistent jusqu'au 5 janvier. A ce moment-là, on observe, à droite, une poussée de broncho-pneumonie. Le 6 janvier, on applique un vésicatoire, et le 7. on observe une défervescence. L'état général est beaucoup moins mauvais, mais cette amélioration n'est que passagère, et le lendemain, 8 janvier, on est obligé, à deux reprises, d'avoir recours à des enveloppements tièdes.

Le 9 janvier, à 1 heure du soir, l'enfant sort sur la demande formelle de la famille et succombe le lendemain 10 janvier.

OBSERVATION V

Léontine L..., quatre ans.

Cette malade a été atteinte de paralysie spinale aiguë, et son membre inférieur droit se trouve consécutivement paralysé et atrophié.

Le 27 décembre, elle présente, tout d'abord, quelques troubles généraux, puis des symptômes gastrointestinaux et respiratoires : langue saburrale, inappétence, diarrhée, coryza, toux sèche et rare, larmoiement, photophobie.

Le 28, ces symptômes s'accentuent. L'examen de la gorge fait voir, sur les piliers antérieurs du voile du palais, des taches roses légèrement saillantes et espacées. La malade est évacuée aux contagieux.

Traitement : Lavage de la bouche et du nez, bétol et salicylate de bismuth, Fumigation à la créosote.

Le 29, l'éruption débute à la face et présente un caractère discret. Le soir, l'éruption a gagné tous les membres supérieurs.

Les symptômes généraux conservent le même caractère. Le 30, l'exanthème est généralisé.

Le 31, l'éruption commence à s'effacer et prend une teinte cuivrée à la face et aux membres supérieurs. Le 1er janvier, les taches éruptives s'atténuent également aux membres inférieurs et la malade, après avoir pris un bain, sort guérie le 7 janvier.

Comme on peut en juger d'après la relation de ces observations, le mode de contagion est tout autre que celui de l'épidémie de 1893.

Il ne s'agit pas ici en effet d'un malade arrivé en incubation de rougeole insoupçonnée, puisque la jeune Rosalie D... se trouvait déjà à la Clinique depuis une année. D'autre part, ni dans les salles, ni aux contagieux ne se trouvaient d'autres enfants atteints d'infection rubéolique.

Mais, en ville, sévissait une épidémie de rougeole.

C'était donc du dehors que venait le contage.

Ceci bien établi, il ne restait plus qu'à déterminer la voie prise par lui pour arriver jusqu'au lit de la petite Rosalie D...

Et d'abord, avait-il été véhiculé par l'air?

Evidemment non. Nous avons vu dans la première partie de cet ouvrage que ce mode de contagion n'est pas bien démontré et, qu'en tout cas,
il ne peut se produire qu'à très courte distance.

L'on connaît, de plus, la situation de l'Hôtel-
Dieu, entouré d'un côté par la Garonne, de l'autre par des jardins. Les maisons les plus rappro-
chées sont celles de la rue Viguerie, et l'enquête
faite à ce moment-là nous démontra qu'il n'y
avait pas de cas de rougeole chez les habitants de
cette rue.

C'était donc à la voie indirecte que nous devions
l'infection. Ici se posait alors une question : Qui
avait servi d'intermédiaire ?

Les personnes qui approchaient la malade
étaient : 1° le chef de service ; 2° ses aides (chef de
clinique, interne, externes); 3° les élèves stagiaires ; 4° le personnel du service ; 5° les parents
de la malade.

Devait-on incriminer le chef de service? Sans
doute, il était exposé plus qu'un autre à transpor-
ter le germe morbilleux, puisqu'il soignait en ville
de nombreux enfants atteints de rougeole, et l'on
trouve même, de ci, de là, quelques observations
de contagion transmise par les médecins.

Mais le chef de service a soin, avant d'entrer
dans les salles, de passer la figure et les mains
dans une solution antiseptique et de revêtir une·

blouse spéciale. Il y a donc les plus grandes
probabilités pour qu'il n'ait pas transmis le
contage.

Etaient-ce alors le chef de clinique, l'interne
ou l'externe ?

Pour les mêmes raisons que précédemment,
cette hypothèse doit également être écartée. Ils
prennent les mêmes précautions d'asepsie que le
chéf de service.

Les élèves stagiaires sont, eux, rarement en
contact avec des rougeoleux, et, de plus, le chef
de service a soin, lorsque sévit une épidémie
urbaine, de leur faire prendre également les mesures prophylactiques nécessaires.

On doit également rejeter l'idée d'un transport
par le personnel : la sœur et les bonnes, qui ne
communiquent que très rarement avec l'extérieur.

Restent les parents. Eux viennent très souvent voir leur enfant. Ils n'arrivent la plupart du
temps pas seuls. Tantôt ils amènent avec eux les
frères ou les sœurs de celui qui est hospitalisé,
tantôt les voisins, et leurs enfants les accompa-
gnent. Souvent, il y a chez eux ou chez leur
voisin un rougeoleux avec qui ils ont eu un contact prolongé. Les jours de visite, ils pénétrent
dans les salles sans même avoir changé de vêtement et peut-être sans s'être lavé le visage et les
mains. Ils embrassent et caressent leur enfant
malade. Ce dernier est contaminé, et quelques

jours après apparaissent les symptômes de l'infection rubéolique.

C'est ce qui s'est passé très probablement avec la jeune Rosalie D.., Elle recevait fréquemment la visite de sa mère. Celle-ci, interrogée, déclara soigner chez elle un enfant qui toussait. Nous n'avons pas pu savoir si cet enfant avait la rougeole.

Si nous faisons le bilan de cette épidémie, nous voyons que cinq malades, garçons ou filles, furent atteints : dans un cas, la marche fut normale; dans deux, vinrent s'ajouter des complications. Enfin, deux enfants succombèrent, soit une mortalité énorme de 40 p. 100.

III. — L'Epidémie de 1908

C'est à une cause identique que l'on doit attribuer l'épidémie dernière du début de l'année. C'est encore une petite fille qui fut frappée la première. Malgré les mesures de désinfection prises pour enrayer l'épidémie, sept autres malades furent atteints, et l'un d'eux succomba. En outre, il faut signaler un décès survenu brusquement et très probablement dû à la rougeole.

Voici les diverses observations :

OBSERVATION I

Marcelle T..., âgée de trois ans.

Entrée le 20 décembre 1907, pour bronchite bacillaire chronique.

Le 18 janvier 1908, elle présente de la toux et du catarrhe oculo-nasal.

Elle est immédiatement transférée aux contagieux. La rougeole suit une marche normale, et la malade rentre de nouveau dans la salle, le 1ᵉʳ février 1908.

OBSERVATION II

Maria M..., âgée de huit ans.

Entrée pour bronchite.

Le 3 février, apparition d'une éruption sur la face. L'enfant est évacuée aussitôt aux contagieux.

Après une marche classique, la maladie rétrocède et l'enfant sort guérie le 14 février.

OBSERVATION III

Lucien B..., âgé de quatorze mois.

Soigné depuis le 4 janvier, pour athrepsie.

4

La rougeole débute le 14 février, par de la toux et du catarrhe oculo-nasal.

L'évolution fut ici plus longue et plus accidentée, avec de grandes oscillations de température dues à des poussées successives de bronchite.

Enfin, le malade rentre de nouveau à Saint-Paul, le 8 mars.

OBSERVATION IV

Henriette D..., âgée de trois ans.

Entrée le 2 février 1908 pour rachitisme.

Le 16 février, elle présente une éruption caractéristique.

Rien à signaler dans la marche de la rougeole qui fut absolument normale.

Le 28 février, l'enfant sort guérie.

OBSERVATION V

Marguerite D..., âgée de quatre ans.

Entrée le 16 janvier 1908 pour impétigo.

Le 16 février apparaît une éruption discrète qui suit une évolution classique.

Cependant, l'enfant présente encore pendant quelque temps des complications intestinales qui se manifestent par de la diarrhée accompagnée de fièvre.

Enfin, le malade rentre de nouveau dans les salles pour en ressortir définitivement le 17 avril.

OBSERVATION VI

Paul D..., deux ans.

Frère de la précédente. Entré le même jour, 16 janvier 1908, pour adénopathie cervicale.

Il est également atteint en même temps que sa sœur, mais présente une diarrhée beaucoup plus intense accompagnée d'une température assez élevée.

Le 2 mars, il revient guéri à la salle Saint-Paul.

OBSERVATION VII

Georgette M..., quatorze mois.

Entrée le 5 juillet 1907 pour entérite.

Début de l'éruption le 17 février.

Transférée aux contagieux aussitôt. Pendant quelques jours, la courbe de la température montre de temps en temps des oscillations.

Le 3 mars au soir, la fièvre est beaucoup plus accentuée; l'enfant est très abattu.

L'examen de la gorge est négatif.

Le 4 mars au matin, l'enfant meurt de spasme de la glotte.

OBSERVATION VIII

Reine B..., âgé de trois ans.

Entrée le 8 février 1908, pour bronchite légère.
Le 27 février 1908, la toux devient plus intense.
L'éruption apparaît peu après.

La rougeole suit une marche normale et la petite malade sort guérie, le 10 mars 1908.

OBSERVATION IX

Anna L.... deux ans.

C'est une enfant rentrée dans un état complet de misère physiologique.

Le 23 février, on aperçoit quelques taches créthémateuses, mais très rares et très discrètes. L'état de l'enfant est si précaire que, malgré le faible degré des complications pulmonaires, l'enfant meurt le 24 février.

Comme on peut le voir, d'après les observations que nous venons de relater, c'est la petite Marcelle T... (observation I) qui propagea l'épidé-

mie. Mais comment fut-elle atteinte elle-même ?
Elle n'était pas arrivée en période d'incubation,
comme ce fut le cas du jeune Albert C... pour
l'épidémie de 1893. En effet, il s'était écoulé
vingt-huit jours entre la date de son entrée et
celle de l'apparition de l'éruption. Or, nous sa-
vons que la durée de l'incubation ne dépasse
guère quatorze jours. Il faut donc que la contagion soit venue du dehors où sévissait d'ailleurs
à ce moment-là une épidémie de rougeole.

Les mêmes déductions qui nous ont servi à
élucider le mode de contagion pour l'épidémie de
1896 sont applicables ici aussi, et, dans ce cas
encore, ce sont les parents qui ont certainement
été les vecteurs du germe morbilleux.

Ajoutons encore en faveur de notre opinion
que dans le service des contagieux où se trouvent
d'autres petits enfants atteints de diverses affections qui exigent l'isolement, on n'a jamais
observé un cas de rougeole venir se greffer sur la
maladie primitive.

Cela tient certainement à ce que toute personne
qui entre dans ces salles sont tenues de revêtir
une blouse et de passer la figure et les mains
dans une solution antiseptique.

En résumé, nous avons réuni neuf observations.
Dans quatre d'entre elles, l'évolution de la maladie ne présenta rien de particulier; dans trois,
au contraire, elle fut accompagnée de complica-

tion. Enfin, deux petits malades succombèrent,
soit un pourcentage de 22,22.

Si nous prenons la moyenne totale des décès
causés par ces trois épidémies, nous arrivons à
un chiffre relativement élevé de 25,50 p. 100.

TROISIÈME PARTIE

De quelques déductions à tirer de ces épidémies au point de vue de la prophylaxie de la rougeole dans les hôpitaux.

Voilà donc trois épidémies de rougeole qui causèrent la mort de cinq jeunes enfants.

Ces faits montrent bien, comme nous le disions au début, que la rougeole est loin d'être une maladie bénigne, et l'on doit tout faire pour éviter toute cause de contagion.

Les conditions dans lesquelles s'est fait le transport du contage dans les épidémies que nous venons de décrire nous ont suggéré l'idée d'étudier les quelques moyens propres à en empêcher, croyons-nous, le retour.

Dans l'épidémie de 1893, le jeune Albert C..., arrivé en incubation de rougeole, avait été placé derrière le paravent de Grancher. Cet appareil, très simple, consiste en plusieurs toiles métalliques de 1m20 à 1m50 de hauteur, articulées les unes avec les autres. Ce paravent est disposé autour du lit du malade, qui se trouve ainsi comme dans un box. Il a pour but d'isoler le malade et de faire prendre, à toute personne qui veut s'approcher de ce dernier, les précautions antiseptiques indispensables.

Malgré cela, on vient de le voir, tous les autres enfants de la salle Saint-Paul furent successivement atteints à quelques jours d'intervalle, tandis qu'une seule fille était frappée.

Ces faits donnaient à réfléchir, et l'on pouvait croire à l'insuffisance du paravent de Grancher comme appareil protecteur. Après une enquête minutieuse, M. le Professeur Bézy en arriva à cette conclusion que le paravent avait bien rempli son rôle, mais qu'on ne s'était pas servi de ce paravent comme on le devait et comme l'entend M. le Professeur Grancher.

Le cas de Joséphine P... donna la clef de l'énigme. Cette petite fille était, avons-nous dit, atteinte de paralysie infantile, et, par suite, la

bonne qui la soignait était obligée de l'asseoir
souvent sur ses genoux. Or, cette bonne était
seule pour soigner les enfants des deux salles.
Elle allait donc également derrière le paravent
qui abritait le jeune Albert C..., et cela suffit pour
expliquer le transport du germe morbilleux jusqu'à Joséphine P...

Qu'aurait-il fallu faire pour l'éviter?

Il aurait fallu : 1° que toute personne obligée
d'entrer dans le paravent se revêtît d'une blouse
qu'elle aurait quittée à la sortie; 2° que, en quit-
tant la blouse, cette personne se lavât les mains
et la figure avec une solution antiseptique.

« Il aurait fallu également, dit M. le Professeur Bézy, une bonne spéciale pour Albert C...
Les Administrations hospitalières cherchent en
général à faire des économies sur le personnel,
ce dont on ne saurait les blâmer, puisqu'elles dé-
pensent les deniers des pauvres et que leur budget
est très restreint. Cependant, on voit dans l'es-
pèce que cette économie a coûté plus en journées
de maladies et en remèdes qu'il n'aurait fallu
pour payer une infirmière pendant un certain
temps.

« Il est bien entendu que notre observation
s'adresse au budget de l'Assistance publique en
général et que nous n'avons pas l'intention d'apprécier les actes d'une Administration qui a opéré,

surtout depuis ces dernières années, de si impor-
tantes et si utiles réformes. »

Avec les épidémies de 1896 et 1907, les faits se
sont passés tout autrement, comme nous avons
pu le voir précédemment. Les malades n'étaient
pas derrière le paravent de Grancher, puisqu'ils
étaient dans les salles depuis très longtemps,
et nous avons démontré que la contagion venait
du dehors, apportée par les parents qui, les jours
de visite, s'empressaient d'aller embrasser leurs
petits enfants.

Ici, évidemment, la prophylaxie est simple :
empêcher les parents de venir voir leurs enfants, et du même coup supprimer *ipso facto*
toute cause d'épidémie. « *Sublata causa, tollitur
effectus.* »

Mais, souvent, la théorie est loin d'être d'ac-
cord avec la pratique, et une proposition ainsi
formulée serait difficile sinon impossible à réa-
liser.

Pour peu que l'on envisage, en effet, les raisons
d'humanité, il serait cruel de séparer complètement les parents de leurs enfants pendant les
longs mois que peut durer quelquefois une maladie. L'amour maternel ou paternel ne saurait
s'astreindre à cette rigueur.

Cependant, il y aurait, pensons-nous, quelques moyens palliatifs, qui, s'ils ne coupaient
pas le mal dans sa racine, du moins auraient

pour résultat de diminuer les chances d'épidémie.

Et d'abord, diminuer la quantité de laisser-
passer accordés aux parents. Trop souvent, on
ne sait pas refuser à ceux-ci la permission qu'ils
sollicitent. Comment résister, en effet, aux priè-
res d'une mère qui veut voir son fils malade? Et,
pourtant, si l'on refuse, c'est pour le bien de son
enfant, qu'elle tuera peut-être en lui apportant
du dehors le germe d'une maladie à laquelle il
peut succomber.

Il est également un point sur lequel il est de
notre devoir d'insister. Disons tout de suite que
l'on ne doit pas y chercher une allusion politi-
que quelconque. Tout au contraire, c'est le seul
point de vue de l'hygiène et le souci même de la
protection de l'enfance qui nous ont guidés. Les
idées démocratiques actuelles, mal interprétées,
ont fait donner au mot hôpital un tout autre sens
que celui qu'il avait primitivement.

La majorité du peuple est bien convaincue que
l'hôpital est fait pour les indigents, ce en quoi
elle a parfaitement raison ; mais elle ne sait pas
ou peut-être même ne veut pas savoir que non
seulement il faut n'avoir aucune ressource, mais
encore être vraiment malade.

Il arrive souvent, c'est un fait d'observation
courante, que de pauvres mères veuves ou aban-
données avec plusieurs enfants à élever, fatiguées

d'un labeur incessant sans pouvoir parvenir à leur donner la nourriture saine dont ils ont besoin pour devenir grands et forts, se disent ceci : « Je vais amener mon pauvre petit à l'hôpital et là, au moins, je serai sûre qu'il ne mourra pas de faim ! » Que dirons-nous à cette mère quand elle viendra nous trouver ? Que nous ne pouvons pas recevoir son enfant parce qu'il n'est pas malade ? Elle aura tôt fait de nous répondre qu'elle n'a pas à hésiter une minute, puisqu'il lui est matériellement impossible de donner du pain à son enfant.

Quelquefois aussi, des parents, rares heureusement, cherchent à se débarrasser de leurs rejetons qui les gênent et n'hésitent pas à les envoyer à l'Hôtel-Dieu. Objectez à ceux-là les raisons précédentes. Ils vous répondront textuellement : « l'hôpital n'est pas fait pour les chiens. »

Il ne nous appartient pas de remédier à cet état de choses. Nous ne faisons que signaler le fait. On devrait également, du moins en temps d'épidémie urbaine, diminuer le nombre des jours de visite hebdomadaire, et ces jours-là de ne permettre l'entrée qu'aux seuls ascendants immédiats.

Enfin, toute personne qui viendrait voir son enfant devrait, en entrant dans les salles, se laver les mains et la figure avec une solution antiseptique et revêtir un vêtement spécial.

Il est à croire que si ces diverses précautions étaient observées, peu probables seraient les chances d'épidémic, et de ce fait, on arracherait ainsi à la mort un certain nombre de vies humaines.

CONCLUSIONS

1º Des trois épidémies de rougeole qui sévirent
à la Clinique infantile de l'Hôtel-Dieu de
Toulouse, la première est due à un enfant
arrivé en incubation de rougeole insoupçonnée, les deux dernières à des tierces
personnes saines : les parents des malades
en particulier.

2º Ces épidémies firent cinq victimes, c'est-à-dire
une mortalité pour 100 de 25,50 environ.

3º Il est nécessaire et possible d'empêcher le
retour d'épidémies aussi meurtrières.

4º Les moyens prophylactiques à employer sont
les suivants :

a) Stricte observation des règles qui régis-
sent l'emploi du paravent de Grancher.

b) Maintien des Hôpitaux dans leur des-
tination première, qui est de recevoir des malades et non d'héberger des indigents.

c) Diminution des laisser-passer et des
jours de visite pour les parents, du moins en
temps d'épidémie urbaine.

d) Obligation, avant d'entrer dans les salles, de prendre des mesures prophylactiques.

5° Nous n'ignorons pas combien les pauvres
méritent de considération, mais les consé-
quences des trois épidémies de la Clinique
infantile font une loi des moyens prophylactiques sus-énoncés.

Il y aurait à rechercher les moyens de
concilier les droits des malheureux avec l'application de ces mesures devenues indispensables.

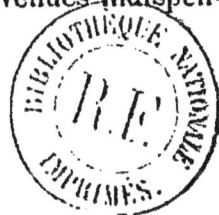

BIBLIOGRAPHIE

Panum. — Du mode de transmission de la rougeole
(Archives générales de Médecine, avril 1851, t. I,
p. 51).

Barbier. — La rougeole (Biblioth. Charcot-Debove,
Paris, 1894).

Beclère. — De la contagion de la rougeole (Thèse
de Paris, 1882).

Oyon. — Causes de gravité de la rougeole aux Enfants Assistés (Thèse de Paris).

Girard. — Bulletin de la Société médicale des Hôpitaux, 1865 et 1869.

Comby. — Traité des Maladies de l'Enfance, Société
Médicale des Hôpitaux (Rapport, 1889); Revue
des maladies de l'Enfance (1889); Société médicale des Hôpitaux (1895 et 1896).

Richard. — De l'isolement individuel dans la rougeole,
Société médicale des Hôpitaux (22 mars 1889).

Bard. — Lyon médical, 1889; Revue d'Hygiène, 1891.

Guinon. — Traité de médecine (art. Rougeole, t. II,
p. 79).

5

AMELOT. — Thèse de Paris, 1845.

DUMAS. — Montpellier médical, 1872.

BELUZE. — Revue d'Hygiène et de Police sanitaires (n° 3, 1900).

LANCEREAUX. — Société médicale des Hôpitaux (février 1873).

BRAVARD. — Thèse de Paris, 1818.

VIDAL. — Société médicale des Hôpitaux (février 1873).

BRETON. — Thèse de Paris, 1820.

CADET DE GASSICOURT. — Modes de transmission des maladies infectieuses dans les hôpitaux d'enfants, et des mesures à prendre contre la contagion (Société médicale des Hôpitaux, 8 mars 1889).

CASTAN. — Contagion de la rougeole à la période d'invasion (Montpellier médical, 1882).

GREZES. — L'antisepsie médicale dans le pavillon de la rougeole des Enfants Assistés (Thèse de Paris, 1896).

CASTERET. — Contagion de la rougeole (Presse médicale, 6 juillet 1898).

LAIGNELET. — Thèse de Paris, 1837.

SAUNÉ. — Dictionnaire Dechambre.

MAURIN. — Thèse de Montpellier, 1896.

MOIZARD. — Société médicale des Hôpitaux (1er juin 1900).

JOEL (de Lausanne). — Quelques cas de contagion par tierce personne dans la rougeole (Semaine médicale, 1886, p. 233).

BAGINSKI. — Traité des maladies des enfants.

LEROUX (H). — Note sur l'incubation de la rougeole (France médicale, 1889, p. 1038).

CHEDEVERGNE. — Epidémie de rougeole de Poitiers (Revue générale de Clinique et de Thérapeutique, 1887, n°˙ 38 et 39).

LOUIS. — Notes sur une épidémie de rougeole (Archives de Médecine et de Pharmacie militaires, février 1890).

TREKAKI. — De l'incubation de la rougeole (Paris médical, février 1889).

NILS ROSEN DE ROSENSTEIN. — Traité des maladies des enfants, édit. suédoise, 1755. Traduction française par Lefebvre, de Villebrune, Paris, 1778.

SUDOUR. — Notes sur la contagion de la rougeole (Archives de médecine et de pharmacie militaires, janvier 1892).

SEVESTRE. — Etudes de Clinique infantile, Paris, 1889; Société médicale des Hôpitaux, 1889; Société médicale des Hôpitaux, 1890; Société de médecine publique et d'hygiène professionnelle (mai, juin, juillet 1890); Revue des Maladies de l'enfance, 1886 et 1890.

CROSKERY. — The Lancet, 25 novembre 1882.

DAROLLES. — Contagion après éruption (Revue de Chirurgie et de Thérapeutique, 1889.

BELLOIR. — De l'antisepsie dans la rougeole.

DEMARQUE-DUCLAUD. — Thèse de Paris, 1812.

GRANCHER. — Bulletin de la Société médicale des Hôpitaux, 1889; Société de médecine publique et d'hygiène professionnelle (mai, juin, juillet 1890); Bulletin médical, 1890, n° 45.

D'ESPINE et PICOT. — Maladies des enfants, 1900.

BARTELS. — Sur une épidémie de rougeole, à Kiel, en 1860 (Wirchow's Archiv., 1860).

GARENNE. — Thèse de Paris, 1815.

MAUNOIR. — De la contagion à l'hôpital des enfants (Thèse de Paris, 1876).

MÉRY et BOUILLOCHE. — Revue des Maladies de l'enfance (1891).

BROUARDEL. et GILBERT. — Nouveau Traité de Médecine et de Thérapeutique.

BÉZY et BÉZIAT. — Quelques réflexions sur une épidémie de rougeole (Midi médical, 7 sept. 1893).

MAYR. — Traité des maladies cutanées, de Hebra.

GIRON. — Contagion et transmission de la rougeole (Revue générale de Clinique et de Thérapeutique, 1889).

KESSLER. — Berlin. Klin., Woch, 18 octobre 1886.

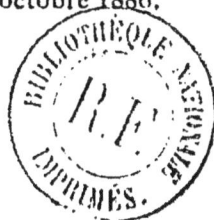

Toulouse. — Imp. J. FOURNIER, boulevard Carnot, 62.

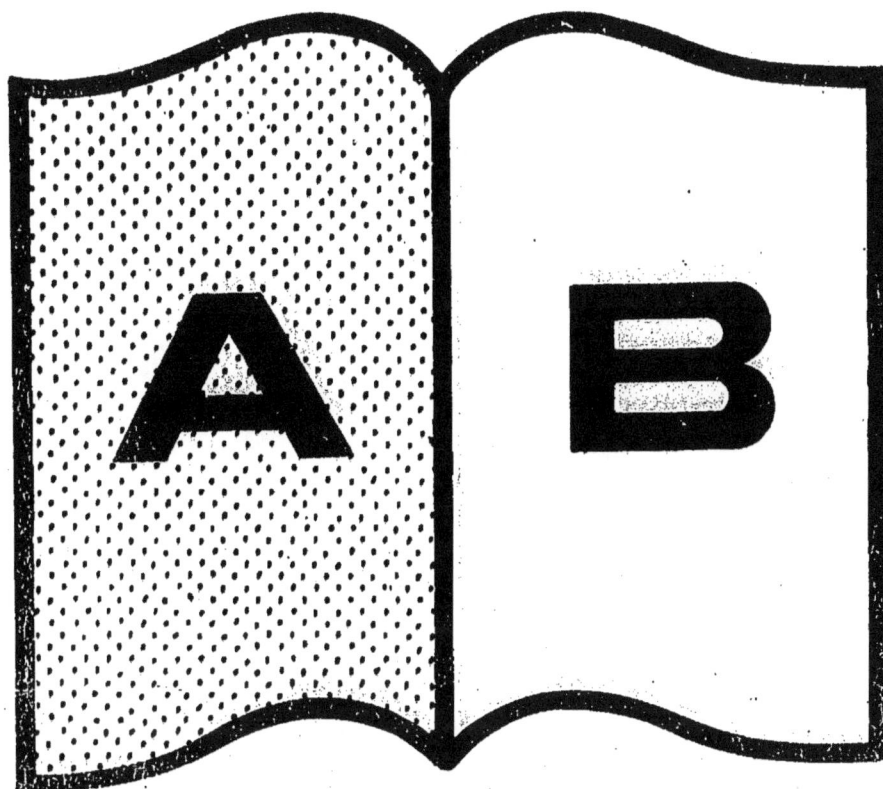

Contraste insuffisant

NF Z 43-120-14

www.ingramcontent.com/pod-product-compliance
Lightning Source LLC
Chambersburg PA
CBHW050537210326
41520CB00012B/2607